Vagusnerv - Dein Selbstheilungsnerv zur inneren Balance:

Wie du ihn stimulierst und dein Wohlbefinden steigerst

Reproduktion, Übersetzungen, Weiterverarbeitung oder ähnliche Handlungen zu kommerziellen Zwecken sowie Wiederverkauf oder sonstige Veröffentlichungen sind ohne die schriftliche Zustimmung des Autors nicht gestattet.

Copyright © 2024 - Madeleine Wilson
Alle Rechte vorbehalten.

Inhaltsverzeichnis

Der Vagusnerv als Schlüssel zum Wohlbefinden: Dein
Weg zu mehr Gesundheit und Gelassenheit   6

Der Vagusnerv: Dein magischer Begleiter zu mehr
Wohlbefinden   9

   *Der Vagusnerv: Ein Blick auf Lage und Funktion im
faszinierenden Netzwerk des Gehirns*   10

   *Sympathikus vs. Vagusnerv: Das faszinierende
Wechselspiel im Körper*   12

Die Vielseitigkeit des Vagusnervs: Ein Blick auf seine
erstaunlichen Fähigkeiten   15

   *Der Vagale Tonus: Dein Schlüssel zur inneren Balance
und Gesundheit*   16

Der Vagus und die 3 Faktoren der Selbstheilung: Dein
Weg zu mehr Gesundheit und Wohlbefinden   19

   *Aktivierung des Vagusnervs: Leichte Übungen für
deine tägliche Balance*   20

   *Frische Duschen und Kältekicks: Hydrotherapie für
deinen Vagusnerv*   21

   *Gib deinem Vagusnerv eine Melodie: Die heilende
Kraft des Gurgelns*   22

   *Dein inneres Konzert: Wie Singen den Vagusnerv in
Hochstimmung versetzt*   24

   *Lächle mehr, lebe mehr: Wie Lachen deinen Vagusnerv
in die Höhe schnellen lässt*   25

Berührung für die Seele: Wie Massagen und Akupressuren deinen Vagusnerv erwecken   *27*

Atme dich frei: Die heilende Kraft der bewussten Atmung   *28*

Atme dich frei: Die heilende Kraft der Zwerchfellatmung   *30*

Atme dich frei: Atemzüge reduzieren   *33*

Atme dich frei: Atmen gegen Stress   *34*

Atme dich frei: Lange ausatmen   *35*

Atme dich frei: Atmung beruhigen   *36*

Meditationen und Yoga für den Vagusnerv   *37*

Meditation der Meeresweite   *39*

Lichtmeditation   *41*

Yoga-Übungen   *42*

Samatha-Meditation   *43*

Vipassana-Meditation   *44*

Ernährung: Deine ausgewogene Quelle der Gesundheit   *45*

Darmflora und Probiotika   *48*

Omega-3-Fettsäuren - Die Helden, die dein Körper lieben muss   *51*

Zink: Der Unscheinbare Held für Deine Psyche   *52*

Lebensweise: Deine täglichen Entscheidungen für mehr Wohlbefinden   *53*

Intervallfasten - Ein Weg zu einer bewussten Lebensweise   *54*

Im Jetzt sein – Die Kraft der Gegenwart mit dem Vagusnerv entfalten   *56*

Loslassen können - Dein Schlüssel zur inneren Entspannung   *57*

Akzeptanz praktizieren - Dein Weg zu mehr Gelassenheit   *58*

Partnerschaft - Die kraftvolle Quelle für Vagusnerv-Stimulation   *59*

Der Vagusnerv: Dein Weg zum Inneren Heiler - Harmonie, Gesundheit und Wohlbefinden durch gezielte Stimulation   **61**

Der Vagusnerv als Schlüssel zum Wohlbefinden: Dein Weg zu mehr Gesundheit und Gelassenheit

Willkommen auf einer Reise zu einem gesünderen, entspannteren Leben – und das ganz ohne den Stress, den du vielleicht gerade verspürst. In unserer Gesellschaft, die sich nach maximaler Lebensfreude sehnt, ist diese Aufforderung besonders relevant. Leider führt der heutige hektische Lebensstil und das Konsumverhalten zu unerwünschten Nebeneffekten, insbesondere in Form von "Zivilisationskrankheiten" wie Diabetes und Herz-Kreislauf-Erkrankungen. Der Hauptschuldige? Stress!

Fühlst du dich gestresst, abgespannt, müde? Nimmt deine Leistungsfähigkeit ab, und plagt dich häufig Kopfschmerzen, Gliederschmerzen oder Schlaflosigkeit? Wenn ja, bist du nicht allein. Viele Menschen leiden unter ähnlichen Beschwerden, oft bedingt durch privaten oder beruflichen Stress. Doch allzu oft nehmen wir diese Symptome zwar wahr, schenken ihnen aber aufgrund des stressigen Alltags keine angemessene Beachtung. Der Teufelskreis ist komplett, und Medikamente werden zur scheinbaren Lösung.

Aber es gibt eine natürliche Alternative, die dir helfen kann, diesen Teufelskreis zu durchbrechen – und das ohne den mühseligen Weg zum Arzt. Es ist an der Zeit, deinem eigenen Körper mehr Aufmerksamkeit zu schenken, und hier kommt ein besonderer Akteur ins Spiel: der Vagusnerv oder Nervus vagus.

Der Vagusnerv, auch als "innerer Heiler" bekannt, wurde seit Jahrtausenden geschätzt, aber erst im Jahr 1921 wiederentdeckt. Otto Loewi, ein deutscher Physiologe, enthüllte die faszinierende Welt dieses Nervs, indem er die Ausschüttung von Acetylcholin durch Stimulation nachwies. Dieser Neurotransmitter spielt eine entscheidende Rolle in der Kommunikation zwischen Gehirn, Bewusstsein und Körper.

Aber wie genau funktioniert dieser innere Heiler? Wie kannst du ihn stimulieren und von seinen zahlreichen Vorteilen profitieren? In den kommenden Kapiteln gehen wir diesen Fragen auf den Grund.

Es mag paradox erscheinen, aber obwohl wir heute Zugang zu vielfältigen Informationsquellen haben, ist unser eigener Körper oft noch ein Mysterium. In einer Zeit, in der Gesundheitsprobleme zunehmen, Arztpraxen überfüllt sind und zweifelhafte Pharmazeutika häufig eingesetzt werden, ist es an der Zeit, sich wieder mehr unserem Körper und Geist zu widmen.

Dein Körper ist der Ort, an dem du dein ganzes Leben verbringst – es ist unverständlich, warum so viele Menschen ihn vernachlässigen oder ihm sogar durch eine ungesunde Lebensweise Schaden zufügen. Wenn du jedoch einen ganzheitlichen und gesundheitlich nachhaltigen Lebensstil anstrebst, solltest du einen besonderen Fokus auf deinen Vagusnerv legen.

Der Vagusnerv, als nervliche Achse zwischen Gehirn und Organen, spielt eine entscheidende Rolle bei der Regulation von Entzündungsreaktionen im Körper. Entzündungen sind häufig Ursachen für verschiedene Krankheiten und chronische Beschwerden. Doch hier kommt der Vagusnerv ins Spiel: Durch gezielte Stimulation kann er die sogenannten "Kampf- und Fluchtreaktionen" reduzieren und damit den Stresslevel im Körper senken.

Sei aufmerksam gegenüber deinem Vagusnerv, und er wird sich um deine körperliche und geistige Gesundheit im "grünen Bereich" kümmern. Er ist nicht nur ein innerer Heiler, sondern auch dein eigenes, körpereigenes Beruhigungsmittel. Im Zusammenspiel mit dem Magen-Darmtrakt schafft er eine innere Ruhe, die dir hilft, den Alltag gelassener zu meistern. Tauche ein in die Welt des Vagusnervs und entdecke, wie du durch einfache Übungen zu einem ausgeglicheneren und gesünderen Lebensstil finden kannst.

Der Vagusnerv: Dein magischer Begleiter zu mehr Wohlbefinden

Entdecke eine faszinierende Reise in die Welt des Vagusnervs – dem magischen Nerv, der gerade sein Comeback feiert! Ärzte, Mediziner, Health und Life Coaches sowie all jene, die sich intensiv mit ihrem Körper auseinandersetzen, sind sich einig: Der Vagusnerv ist der Schlüssel zu einem verbesserten Wohlbefinden. Aber wusstest du, dass dieses Wissen bereits seit Jahrtausenden existiert?

Der Vagusnerv, auch bekannt als der "wandernde Nerv" (vom lateinischen "vagus", was "umherschweifend" bedeutet), fungiert als entscheidende Schnittstelle zwischen dem oberen und unteren Teil unseres Organismus. Seine Bedeutung reicht weit zurück in die Geschichte und findet sich in alten fernöstlichen Traditionen wieder. Dort sind effektive Körperübungen und Meditationsformen bekannt, die gezielt darauf abzielen, den Nervus vagus zu aktivieren.

Diese jahrtausendealten Praktiken haben sich bis heute bewährt und werden nun auf zeitgemäße Weise in den Alltag integriert. Zahlreiche Übungen zur Stimulation des Vagusnervs wurden direkt oder indirekt aus diesen Traditionen übernommen. Sie sind an die Bedürfnisse der modernen westlichen Gesellschaft angepasst worden, um uns dabei zu unterstützen, das Beste aus unserem hektischen Alltag herauszuholen.

Der Vagusnerv fungiert im Gehirn als eine Art Vermittler zwischen verschiedenen Körperregionen. Seine einzigartige Funktionsweise macht ihn zu einem Schlüsselakteur für unser Wohlbefinden. In diesem Buch tauchen wir gemeinsam in die Geheimnisse des Vagusnervs ein, entdecken alte Weisheiten und lernen effektive Übungen kennen, die dir helfen werden, deinen Vagusnerv gezielt zu aktivieren.

Begib dich auf eine spannende Reise zu dir selbst und entdecke, wie der Vagusnerv dein treuer Begleiter zu mehr Gesundheit, Gelassenheit und innerer Balance sein kann. Tauche ein in die Renaissance dieses faszinierenden Nervs und erfahre, wie du seine Magie in dein tägliches Leben integrieren kannst.

Der Vagusnerv: Ein Blick auf Lage und Funktion im faszinierenden Netzwerk des Gehirns

Die Basis unseres Gehirns bildet der „Hirnstamm" – ein faszinierendes Gebilde, das die Grundlage für lebenswichtige Funktionen unseres Körpers darstellt. In ihm verbergen sich 12 Nerven, liebevoll als „Hirnnerven" bezeichnet, die eine Schlüsselrolle bei Sehen, Hören, Schmecken, Riechen, Schlucken, Sprechen und der Koordination von Gesichtsbewegungen spielen. Und mitten in diesem Netzwerk aus lebenswichtigen Aufgaben befindet sich der Vagusnerv – der 10. Hirnnerv.

Als stolzer Vertreter des vegetativen Nervensystems, auch Parasympathikus genannt, übernimmt der Vagusnerv eine Hauptrolle in der Kontrolle aller Organe des Körpers. Seine Funktion ist parasympathisch, da er lebenswichtige Organe wie Herz und Lunge in einen entspannten Zustand versetzt. Die Stärke seiner Wirkung hängt jedoch von der Intensität seiner Stimulation ab, wodurch seine Aktivität unterschiedlich auf die Organe wirkt.

Besonders während der nächtlichen Ruhephase entfaltet der Vagusnerv seine volle Kraft. In dieser Zeit regeneriert sich der Körper, und Stresssymptome können abgebaut werden – daher auch die liebevolle Bezeichnung "Erholungsnerv".

Der Vagusnerv durchzieht den Körper wie ein fächerartiges Netzwerk, wobei etwa 80 % seiner Fasern sensorische Informationen übertragen. Afferente Fasern führen Reize zum zentralen Nervensystem, während efferente Fasern die Verarbeitung und Initiierung entsprechender Körperreaktionen übernehmen. Ein komplexes System von ein- und ausgehenden Informationen, bei dem Aktions- und Reaktionsschemata ineinandergreifen.

Die sensorischen Verästelungen des Nervus vagus erstrecken sich vom Hirnstamm über den Hals bis in den Bauch, beeinflussen direkt Herz, Lunge und den Magen-Darm-Trakt. Ein beeindruckendes Zusammenspiel von Nervenfasern, das unser ganzes System durchzieht.

Lange Zeit war es in der westlichen Welt unklar, ob der Vagusnerv willentlich beeinflusst werden kann. Anfangs dachte man, er würde nur auf unbewusste Weise funktionieren, und der Mensch hätte keine

Möglichkeit, seine Aktivität zu steuern. Doch diese Annahme erwies sich als falsch. Heute wissen wir, dass der Vagusnerv gezielt aktiviert werden kann und positive Auswirkungen auf unser gesamtes Nervensystem hat. Durch die Energie und Gelassenheit, die er im Körper "verbreitet", können wir dauerhaft zu einer ausgeglichenen Lebensweise gelangen. Eine faszinierende Erkenntnis, die uns den Weg zu einem bewussteren Umgang mit unserem eigenen Körper ebnet.

Sympathikus vs. Vagusnerv: Das faszinierende Wechselspiel im Körper

Wenn wir von den wohltuenden Effekten der Vagus-Stimulation sprechen, lohnt es sich, einen Blick auf den Antagonisten des Erholungsnervs zu werfen – den Sympathikus. Dieser Akteur im vegetativen Nervensystem bildet gemeinsam mit dem Parasympathikus und dem enterischen Nervensystem das komplexe Steuerungssystem für unsere Organe.

Der Sympathikus, auch als "Fight-or-flight"-Modus bekannt, ist für die nach außen gerichtete Reaktionsfähigkeit unseres Organismus verantwortlich. Ob real oder nur gefühlt, bei Stress oder Bedrohung aktiviert er das grundlegende Überlebensschema "Kampf oder Flucht". Hier spielt das Gehirn keine Rolle, ob die Gefahr real oder eingebildet ist – es reagiert auf die Reize, die es erreichen. Und hier kommt das Schlüsselwort ins Spiel: Stress.

Wenn der Stresspegel steigt, setzt der Sympathikus das "Fight-or-flight"-Schema in Gang. Doch hier betritt der Vagusnerv die Bühne als Regisseur, der diese Reaktion effektiv beeinflussen und reduzieren kann. Ein aktiver Vagusnerv sendet dem Gehirn das Signal, dass keine äußere Gefahr besteht, und kann so die Ausschüttung von Stresshormonen verhindern.

Natürlich existiert nicht immer ein klarer Antagonismus zwischen Sympathikus und Parasympathikus. Beide Teile des vegetativen Nervensystems arbeiten oft zusammen und ergänzen sich auf komplementäre Weise. Es gibt Situationen im Leben, in denen der "Fight-or-flight"-Modus lebenswichtig sein kann.

Dr. Mladen Golbic aus einer Klinik in Cleveland, USA, vergleicht die Funktionsweise des Nervus vagus mit dem Prinzip von Yin und Yang. Der vagale Reflex reduziert Stress, senkt Herzfrequenz und Blutdruck, stimuliert bestimmte Bereiche des Gehirns und fördert die Verdauung – all dies geschieht, wenn wir entspannt sind.

Es ist entscheidend, ein Gleichgewicht zwischen den sympathischen und parasympathischen Aktivitäten des Nervensystems zu bewahren, da dies den Zustand der persönlichen Gesundheit widerspiegelt. Gerät der Sympathikus aus dem Gleichgewicht, etwa durch unbegründeten Stress oder Ängste, kann die Gesundheit in Gefahr geraten. Gezielte Entspannungsübungen in den relevanten Bereichen, wie Yoga-Übungen, die auch die Chakren einbeziehen, können positive Wirkungen entfalten.

In diesem faszinierenden Wechselspiel zwischen Sympathikus und Vagusnerv liegt der Schlüssel zu einem ausgewogenen und gesunden Leben.

Die Vielseitigkeit des Vagusnervs: Ein Blick auf seine erstaunlichen Fähigkeiten

Wir haben bereits darüber gesprochen, wie der Vagusnerv als der Erholungsnerv schlechthin im Körper agiert. Doch dieser sensorische Alleskönner geht weit über seine Rolle als Regulator von emotionalen und organischen Reaktionsschemata hinaus – er wirkt "bidirektional". Der Vagusnerv fungiert gewissermaßen als übergeordneter Beobachter, der die Körperfunktionen und -reaktionen überwacht, insbesondere die essenzielle Achse zwischen Gehirn und Darm reguliert.

Der alte Weisheitsspruch "So oben wie unten" findet hier biologische Entsprechung. Der Darm, oft als "zweites Gehirn" oder "Bauchgehirn" bezeichnet, spielt eine zentrale Rolle für die Gesundheit. Stressfaktoren wirken sich schnell auf die Darmtätigkeit aus, beeinträchtigen Stoffwechselprozesse und langfristig die Entgiftung des Körpers. Ein Gleichgewicht zwischen den beiden Gehirnen ermöglicht eine Verarbeitung äußerer Reize ohne typische Stresssymptome, wodurch negative gesundheitliche Folgen vermieden werden können. Der Vagusnerv, als Mittler zwischen Oben und Unten, kann hierbei gezielt behilflich sein.

In den letzten Jahren rückte der Vagusnerv, besonders im Kontext des Darmplexus, verstärkt ins Interesse der Mediziner. Ernährung spielt dabei eine entscheidende Rolle. Schlechte Nahrung löst Reaktionen im Magen- und Darmnervensystem aus, verbunden mit erhöhter Herzfrequenz, Atmung und verstärkter

Schweißbildung. Die Aktivierung des "Fight-or-flight"-Schemas kann sogar den Drang zum Erbrechen auslösen. Eine bewusste Ernährung, insbesondere der Verzicht auf zu viele Kohlenhydrate und Zucker, kann durch die Aktivierung des Vagusnervs positiv beeinflusst werden.

Der Vagusnerv steht besonders im Mittelpunkt bei funktionellen und somatoformen Erkrankungen, die oft schwer zu diagnostizieren sind. Affekte, innere Anspannung durch äußere Faktoren, oder Emotionen können solche Verstimmungen auslösen. Hier kann der Erholungsnerv wertvolle Dienste leisten, indem er die Abwehrkräfte stärkt und eine schnellere, eingehendere Regeneration des Körpers ermöglicht.

Der "Vagale Tonus", die spezifische Wirkungsweise des Nervus vagus, wird dabei zu einem Schlüsselelement, das es genau zu beachten gilt. In seinem subtilen Wirken entfaltet der Vagusnerv ein erstaunliches Repertoire an Fähigkeiten, die einen tiefgreifenden Einfluss auf unser Wohlbefinden haben können.

Der Vagale Tonus: Dein Schlüssel zur inneren Balance und Gesundheit

Der Vagale Tonus, also der Aktivitätsgrad des faszinierenden 10. Hirnnervs, ist mehr als nur eine medizinische Kennzahl – er ist der Schlüssel zu deiner inneren Balance und Gesundheit. Lass uns einen Blick darauf werfen, wie dieser Tonus dein Leben beeinflusst.

Die Herzschlagvariabilität, auch respiratorische Sinusarrhythmie genannt, spiegelt wider, wie stark der Vagusnerv stimuliert ist. Hier wird es interessant: Bei jedem Einatmen erhöht sich die Herzfrequenz, bei jedem Ausatmen nimmt sie ab. Der Vagale Tonus wird also maßgeblich durch die Atmung beeinflusst. Deine individuelle Lebensweise und besonders deine tägliche Ernährung spielen dabei eine entscheidende Rolle, da sie eine "neurale Feedback-Situation" beeinflussen.

Der Tonus regelt nicht nur die organisierten Verhaltensmuster, sondern wird auch als ein Zustandsanzeiger des Nervensystems betrachtet. Menschen mit einem höheren Vagalen Tonus verfügen über ein breiteres Spektrum an Verhaltensmustern und zeigen eine größere phasische Herzfrequenzvariabilität. Eine ausgeglichene phasische Herzfrequenz ist ein Anzeichen für gute Gesundheit.

Studien zeigen, dass ein erhöhter Vagaler Tonus die effektivere Regulierung des Blutzuckerspiegels fördern kann. Auf der anderen Seite können niedrige Tonuswerte zu depressiven Verstimmungen, Ängsten und chronischen Entzündungen führen. Hier kommt die bewusste Beeinflussung durch die eigene Atmung ins Spiel. Durch eine entspannte, langsame Atmung kannst du deinen Vagusnerv stimulieren, die Herzfrequenz verlangsamen und den Blutdruck senken.

Die Rückkopplungsschleife zwischen Tonus, Emotionen und Gesundheit wird durch stabile soziale Verhältnisse und persönliche Bindungen verstärkt. Dies erzeugt eine positive Aufwärtsdynamik, bei der ein aktivierter Vagusnerv im Mittelpunkt steht.

Der Einfluss des Vagusnervs beginnt bereits vor der Geburt. Medizinische Studien zeigen, dass der Vagale Tonus von Mutter auf Kind übertragen wird und niedrige Tonuswerte bei schwangeren Frauen unerwünschte pränatale Folgen haben können. Ein niedriger Vagaler Tonus bei Neugeborenen kann zu einer Hochregulierung des Immunsystems und damit zu lebensgefährlichen Folgen führen.

Es wird immer deutlicher, dass ein erhöhter Vagaler Tonus viele Beschwerden und Erkrankungen positiv beeinflussen kann, ohne dass eine ärztliche Intervention notwendig ist. Von Depressionen und Ängsten bis hin zu chronischer Müdigkeit – die Aktivierung des Vagusnervs kann ein Schlüssel zu deiner inneren Heilung sein.

Der Vagus und die 3 Faktoren der Selbstheilung: Dein Weg zu mehr Gesundheit und Wohlbefinden

Du hast bereits einen Einblick in die faszinierende Welt des Vagusnervs gewonnen. Nun liegt es an uns, die drei entscheidenden Faktoren für deine Selbstheilung zu erkunden – ein Weg zu mehr Gesundheit und Wohlbefinden, den du eigenverantwortlich beschreiten kannst.

1. Aktivierung des Vagusnervs: Dein Schlüssel zur Selbstheilung

Dein Vagusnerv, der Taktgeber für körperliche und geistige Heilungsprozesse, ist beeindruckend, nicht wahr? Nun möchtest du sicher wissen, wie du diesen 10. Hirnnerv erfolgreich stimulieren kannst. Wir werden gemeinsam praktische Ansätze und bewährte Methoden erkunden, um deinen Vagusnerv zu aktivieren und ihn als deinen eigenen Heiler zu nutzen.

2. Ernährung: Deine ausgewogene Quelle der Gesundheit

Die zweite Säule der Selbstheilung ist deine Ernährung. Wie kannst du dich so ausgewogen und gesund ernähren, dass du die volle Bandbreite der Vagusnerv-Aktivität genießen kannst? Wir werden uns auf Nahrungsmittel und Essgewohnheiten konzentrieren, die nicht nur deinen Körper, sondern auch deinen Vagusnerv nähren und unterstützen.

3. Lebensweise: Deine täglichen Entscheidungen für mehr Wohlbefinden

Last, but not least: deine Lebensweise. Wie kannst du deinen Alltag so gestalten, dass du deinen Vagusnerv sinnvoll unterstützt? Hier werden wir über bewusste Entscheidungen in Bezug auf Bewegung, Entspannung, Schlaf und Stressmanagement sprechen. Kleine Veränderungen können einen großen Einfluss auf deine Gesundheit haben.

In den nächsten Abschnitten tauchen wir tiefer in diese 3 Faktoren ein. Du wirst nicht nur verstehen, wie sie zusammenarbeiten, sondern auch konkrete Schritte kennenlernen, die du in deinem täglichen Leben umsetzen kannst. Selbstheilung bedeutet, dass du die Kontrolle über deine Gesundheit übernimmst – lass uns gemeinsam diesen Weg erkunden!

Aktivierung des Vagusnervs: Leichte Übungen für deine tägliche Balance

Bevor wir in die Welt der komplexeren Übungen, der Atmung und der Energiearbeit mit dem Vagusnerv eintauchen, lass uns einige einfache Methoden entdecken. Diese stehen dir zur Verfügung, um mit minimalem Aufwand und in kurzer Zeit die Aktivität deines Vagusnervs zu steigern. Hier sind ein paar leichte Übungen, die du problemlos in deinen Alltag integrieren kannst – einige davon eignen sich besonders gut für den Start in deinen Morgen:

Frische Duschen und Kältekicks: Hydrotherapie für deinen Vagusnerv

Hast du schon mal darüber nachgedacht, wie Kälte deinen Körper und vor allem deinen Vagusnerv beeinflussen kann? Lass uns in die Welt der hydrotherapeutischen Maßnahmen eintauchen, die nicht nur erfrischend sind, sondern auch deinem Vagusnerv ein kleines Abenteuer bieten.

Studien zeigen, dass Kältebehandlungen eine fantastische Möglichkeit sind, deinen Vagusnerv und seine Neuronen zu stimulieren. Die gute Nachricht? Dein Vagusnerv liebt Kälte! Hier sind ein paar coole Wege, wie du die Kälte in dein Leben integrieren und gleichzeitig deinem Vagusnerv einen Boost verpassen kannst:

Die morgendliche Kalt-Dusche

Beginne deinen Tag mit einer mutigen Entscheidung – einer kalten Dusche. Schon seit Jahrtausenden bekannt, ist diese Methode eine effektive Art, den Vagusnerv zu aktivieren und Stress abzubauen. Ein erfrischender Start für deine private und berufliche Stressbewältigung!

Wechselduschen für die Abenteurer

Wenn du dich trauen möchtest, probiere Wechselduschen aus. Nach einer warmen Dusche lass für etwa

30 Sekunden kaltes Wasser über deinen Körper fließen. Du kannst auch während des Duschens das Wasser abwechselnd kalt und warm stellen – ein regelrechtes Training für deinen Vagusnerv.

Gesichtstauchen für die Wagemutigen

Ein morgendliches Ritual – tauche dein Gesicht mehrmals für 15 Sekunden in kaltes Wasser. Klingt vielleicht gewöhnungsbedürftig, aber dein Vagusnerv wird es lieben. Variiere die Intensität und mach es zu einer spaßigen Herausforderung.

Kühle Spaziergänge und smarte Kleidung

An kalten Tagen raus an die frische Luft! Ein ausgedehnter Spaziergang bei kühlem Wetter kann Wunder wirken. Wenn es deine Gesundheit erlaubt, wähle leichtere Kleidung an kühleren Tagen – dein Vagusnerv wird es dir danken.

Denk dran: Zu warme Kleidung und zu warme Räume vermeiden! Mach die Hydrotherapie zu deinem persönlichen Abenteuer und gib deinem Vagusnerv die Aufmerksamkeit, die er verdient. Hier geht's um mehr als nur Kälte – es geht um die erfrischende Reise zu einem ausgeglichenen und stimulierten Vagusnerv. Gönn es dir!

Gib deinem Vagusnerv eine Melodie: Die heilende Kraft des Gurgelns

Bist du bereit, dein morgendliches Ritual aufzupeppen und dabei deinem Vagusnerv die Aufmerksamkeit zu schenken, die er verdient? Hier kommt eine erfrischende Idee: Gurgeln!

Zeit für dich und deinen Vagusnerv

Nimm dir bewusst Zeit, um deinen Tag zu beginnen – und zwar mit einem Lächeln für deinen Vagusnerv. Vor oder nach dem Duschen kannst du deinen Vagustonus erhöhen, indem du einfach mal länger mit Wasser gurgelst. Aber das ist noch nicht alles – schluck es anschließend herunter!

Summen für die Extraportion Vagus-Magie

Mach dein Gurgelritual noch interessanter, indem du dabei summst. Das Summen kann die Aktivität deines Erholungsnervs weiter steigern. Warum? Weil der Vagusnerv eine Verbindung zur hinteren Muskulatur deines Kehlkopfes und zu den Stimmbändern hat.

Wenn du also beim Gurgeln sanfte Melodien summen lässt, schickst du dem Vagusnerv eine Einladung zur Party deiner morgendlichen Energie.

Probier es aus und lass deine Stimme dem Vagusnerv ein Liedchen trällern – du wirst überrascht sein, wie gut es dir tut! Mach dein Gurgelritual zu einem entspannten Start in den Tag und spür die heilende Kraft der kleinen Dinge. Dein Vagusnerv wird es dir danken!

Dein inneres Konzert: Wie Singen den Vagusnerv in Hochstimmung versetzt

Bist du bereit für ein einfaches und zugleich kraftvolles Ritual, das nicht nur deine Seele erhellt, sondern auch deinen Vagusnerv in Schwung bringt? Lass uns über Singen sprechen!

Die heilende Melodie deines Herzens

Die therapeutische Wirkung des Singens ist ein alter Hut – aber immer noch ein goldener! Egal, ob du leise vor dich hin summst, während du durch die Natur spazierst, oder ob du in einem Chor mit anderen deine Stimme erhebst – Singen setzt eine wohltuende Kaskade in Gang.

Herzfrequenz im Takt des Gesangs

Wenn du singst, steigt deine Herzfrequenz, und damit hebt sich auch der Vagale Tonus. Und das Beste? Diese magische Verbindung gilt für jegliche Singformen. Dein leiser Gesang bei der Arbeit oder das gemeinsame Singen von Hymnen im Chor – alles zählt!

Oxytocin, das Liebeshormon

Beim Singen wird das Hormon Oxytocin freigesetzt, das im Hypothalamus, dem Steuerzentrum deines Gehirns, gebildet wird. Dieses Hormon ist nicht nur für soziale Interaktionen verantwortlich, sondern spielt auch bei der Geburt eine bedeutende Rolle. Singen ist somit wie ein Liebesbrief an dein eigenes Wohlbefinden.

Sympathikus im Einklang

Singen sorgt für eine harmonische Symphonie zwischen Herz und Emotionen. Es stimuliert den Sympathikus, der eine Welle positiver Emotionen auslöst. Dies wiederum unterstützt die Aktivität des Nervus vagus, dein Ticket für innere Ruhe und Wohlbefinden.

Gönn dir selbst dein inneres Konzert – sei es allein in der Dusche, auf dem Weg zur Arbeit oder gemeinsam mit anderen im Chor. Dein Vagusnerv wird dir mit Harmonie und Wohlgefühl antworten.

Lächle mehr, lebe mehr: Wie Lachen deinen Vagusnerv in die Höhe schnellen lässt

Bist du bereit für einen spielerischen Weg zu mehr Glücksmomenten und innerem Wohlbefinden? Lass uns über Lachen sprechen!
Lachen, eine verloren gegangene Kunst:
Heutzutage sind herzliche Lacher eine seltene Spezies geworden. Doch wusstest du, dass Lachen nicht nur die Seele erhellt, sondern auch einen wahren Chemie-Cocktail in deinem Körper auslöst?

Oxytocin – das magische Hormon

Beim Lachen wird Oxytocin freigesetzt, das nicht nur für soziale Bindungen sorgt, sondern auch als "Liebeshormon" bekannt ist. Es schafft ein Gefühl von

Verbindung und Zugehörigkeit, und wer könnte nicht mehr davon gebrauchen?

Serotonin – dein Darm als Glückszentrale

Das Glückshormon Serotonin betritt die Bühne. Erstaunliche 90 % davon werden im Darm gespeichert. Lachen ist also nicht nur Balsam für die Seele, sondern auch für den Verdauungstrakt.

Endorphine – die Helden des Glücks

Beim Lachen werden sogenannte "Opioidpeptide" produziert, auch bekannt als Endorphine. Diese körpereigenen Substanzen sorgen für euphorische Stimmungen und können sogar den Sexualtrieb anregen. Ein wahres Fest für deine Gefühlswelt!

Der parasympathische Tanz

Lachen ist wie ein Zauberstab für deinen parasympathischen Nerv – den Erholungsnerv. Er wird aktiviert, Stress wird reduziert, und du findest wieder zu positiven emotionalen Mustern zurück.

Einladung zum gemeinsamen Lachen

Natürlich kann man Lachen nicht erzwingen. Doch du kannst bewusst Lebenssituationen schaffen, in denen das Lachen eine soziale Funktion einnimmt. Treffe dich mit Freunden, schau einen lustigen Film, teile Lachmomente – alles, um deinen Vagalen Tonus zu steigern und das Leben leichter zu machen.

Versuche es einfach. Ein Lächeln, ein herzhaftes Lachen – kleine Taten mit großer Wirkung auf deinen inneren Kompass.

Berührung für die Seele: Wie Massagen und Akupressuren deinen Vagusnerv erwecken

Bist du bereit, in die Welt der wohltuenden Berührung einzutauchen? Lass uns über Massagen und Akupressuren sprechen – eine Liebeserklärung an deinen Vagusnerv!

Massagezauber

Massagen sind wie Balsam für Körper und Geist. Besonders dein Vagusnerv profitiert davon. Eine Fußreflexzonenmassage kann die Herzfrequenzvariabilität verbessern. Doch das ist noch nicht alles! Das sanfte Massieren des "Karotissinus" - der rechten Gesichtshälfte - nicht nur deinen Vagusnerv aktiviert, sondern auch Kopfschmerzen und Migräne in die Flucht schlagen kann.

Akupressur-Magie

Akupressur öffnet eine Tür zu innerem Frieden. Hier sind vier praktische Anwendungen für dich:

Inneres Kino: Schließe die Augen, und lass deine Gedanken auf die Leinwand deiner Lider projizieren. Farben und Formen werden zu deinen Verbündeten, während du dich auf Photismen konzentrierst – eine faszinierende Reise zur Stimulation deines Vagusnervs.

Augenakupressur: Sanfter Druck auf deine Augen mit beiden Händen – und schon tauchst du in eine tiefe Entspannung ein. Der mechanische Impuls sorgt für eine sanfte Reizung des "Ganglion ciliare" und lässt dich den Stress des Tages vergessen.

Schläfenübung: Bewege die Kopfhaut, ziehe die Ohren ein, und hebe die Augenbrauen. Nicht nur der Vagusnerv wird aktiviert, sondern auch der 7. Hirnnerv. Ein Bonus: Die lästige "Zornesfalte" über den Brauen wird geglättet, und Kopfschmerzen können sich verabschieden.

Zungenstretching: Verlager deine Zunge zum Gaumen, rolle sie ein und presse stark gegen den oberen Gaumen. Diese einfache Dehnung kann Wunder wirken und deinen Vagalen Tonus verbessern.

Entdecke die Magie der Berührung – ein Liebeslied an deinen Körper und deinen Vagusnerv.

Atme dich frei: Die heilende Kraft der bewussten Atmung

In jedem Atemzug liegt ein Schlüssel zu einem gesunden und ausgeglichenen Leben. Willkommen zu einer Reise, die uns lehrt, bewusst zu atmen und die positive Energie der Lebenskraft zu entfesseln.

Die Übersehene Lebensader

Die Atmung, ebenso unverzichtbar wie der Herzschlag, durchfließt uns in jeder Sekunde. Doch allzu oft wird sie inmitten des hektischen Alltags übersehen, buchstäblich von der Geschwindigkeit und dem Stress weggewischt. In einer Welt, die oft "atemlos" ist, atmen die meisten von uns zu schnell und zu flach. Dabei ist es Zeit, sich auf die Tiefe der Atmung zu konzentrieren.

Der Atem als Heiler

Falsches Atmen kann langfristig zu gesundheitlichen Beschwerden führen, sowohl im Körper als auch im Geist. Hier kommt die Macht der richtigen Atmung ins Spiel. Durch bewusstes Atmen können wir nicht nur den Blutdruck regulieren, sondern auch Ängste und Stresssymptome bewältigen. Eine korrekte Atmungsweise stärkt den Parasympathikus und somit den Vagusnerv, unseren "Erholungsnerv".

Die Kunst der Bewussten Atmung

Bewusstes Atmen setzt positive neuronale Effekte in unserem Gehirn frei, wodurch der sympathische Teil des Nervensystems – der Stressverursacher – gemindert wird. Dies wird besonders wichtig in Stresssituationen, da eine bewusste Atmung Körper und Geist beruhigen kann.

Der Balanceakt

Die bewusste Atmung ist der Schlüssel zur Selbstwahrnehmung und ein entscheidender Bestandteil der

Vagus-Praxis. Durch tägliche Atemübungen vor der Arbeit mit dem Vagusnerv verbessern wir unsere Selbstwahrnehmung und gehen Stress und Ängsten präventiv entgegen. Ein ausgewogenes Zusammenspiel zwischen aktivierendem Sympathikus und beruhigendem Vagusnerv ist entscheidend für unser Wohlbefinden.

Die Sympathikotonie-Falle

In unserer leistungsorientierten Gesellschaft neigen die meisten dazu, im "Fight-or-flight"-Modus zu verharren. Hier setzt bewusste Atmung an, um uns vor Überreizung und Energielosigkeit zu schützen.

Die Kunst der Atmung vertiefen

Wenn wir von Atmung sprechen, geht es vor allem darum, sie zu vertiefen. Auf dieser Reise der bewussten Atmung liegt die Grundlage für eine ganzheitliche und gesunde Lebensweise, bei der der Gang zum Arzt oft überflüssig wird.

Lass uns gemeinsam eintauchen, den Atem spüren und die Freiheit entdecken, die in jedem Atemzug liegt. Atme bewusst, lebe bewusst!

Atme dich frei: Die heilende Kraft der Zwerchfellatmung

In einer Welt, die oft von Hektik und Stress geprägt ist, bietet die Zwerchfellatmung einen einfachen Weg, Körper und Geist in Einklang zu bringen.

Das Atemrhythmus-Geheimnis

In unserer schnelllebigen Welt atmen die meisten Menschen zu schnell, was Stress fördert. Die Zwerchfellatmung setzt hier an und öffnet die Tür zu einem tieferen Atemrhythmus. Ziel ist es, auf etwa 6 Atemzüge pro Minute zu kommen – die Hälfte des üblichen Tempos. Ein bewusster Atemrhythmus ist der Schlüssel, um Stress effektiv abzubauen.

Die Magie der Zwerchfellatmung

Die Zwerchfellatmung konzentriert sich auf den Bauchbereich, erkennbar daran, dass sich der Bauch sanft nach außen wölbt und genauso behutsam wieder nach innen zieht. Dieser langsame Atemrhythmus ist nicht nur eine Wohltat für den Vagusnerv, sondern auch für den Geist. Körper und Geist beeinflussen sich gegenseitig, und die Zwerchfellatmung bringt das Yin-Yang-Prinzip zum Wirken.

Yoga für den Vagusnerv

Eine bewusste Zwerchfellatmung erfordert Übung, und einige Menschen finden schneller Zugang als andere. Doch der Weg zu einem ausgeglichenen Körper und Geist ist für jeden möglich. Diese Atempraxis führt zu einer erhöhten Sauerstoffaufnahme und sensibilisiert die Barorezeptoren, die den Blutdruck regulieren. Der Vagale Tonus steigt, Stress weicht der

Entspannung, und Ihr Körper beginnt, sich selbst zu heilen.

5 Atemübungen für den Alltag

Der tiefe Seufzer: Ein kraftvoller Seufzer belüftet nicht nur die Lungenflügel, sondern lindert sofort aufkommenden Stress.

Atemfokussierung: Konzentrieren Sie sich bewusst auf das Einziehen und Ausstoßen der Atemluft.

Bauchatmung im Rhythmus: Atmen Sie langsam in den Bauch ein und aus, zählen Sie dabei bis sechs für jeden Atemzug.

Die 4-7-8-Methode: Einatmen für 4 Sekunden, den Atem 7 Sekunden halten und dann 8 Sekunden ausatmen.

Der stille Atem: Nehmen Sie sich einige Minuten Zeit, um in Stille zu atmen und Ihre innere Balance zu finden.

Der Weg zu innerem Frieden

Die bewusste Zwerchfellatmung setzt nicht nur den Vagusnerv in Bewegung, sondern fördert auch die Bildung von "Acetylcholinen", Botenstoffen, die die Konzentrationsfähigkeit steigern. Eine bewusste Atempraxis kann überall durchgeführt werden und eröffnet den Weg zu einem Leben im Einklang mit der eigenen Atmung. Atme bewusst, lebe befreit!

Atme dich frei: Atemzüge reduzieren

Egal, ob du dich in den eigenen vier Wänden befindest oder im Büro, suche dir einen ruhigen Ort, an dem du bequem und aufrecht Platz nehmen kannst. Deine Kleidung sollte dich dabei nicht bei den Übungen behindern. Wenn zum Beispiel die Jeans den Bauch einschnürt, löse den Gürtel für die Dauer der Übung.

Du kannst die Augen schließen, musst es aber nicht. Beginne damit, die Atmung zu verlangsamen, während sich dein Brustkorb langsam hebt und senkt. Entspanne dabei deine Schultern.

Lege jetzt eine Hand auf deinen Brustkorb und die andere auf den Bauch. Atme langsam und tief mehrere Sekunden ein, während du dich auf deine unteren Körperpartien konzentrierst. Spüre, wie sich der Bauch stärker hebt und senkt als der Brustkorb – ein Zeichen dafür, dass dein Atem auch im Bauch ankommt. Halte die eingeatmete Luft einige Sekunden in der Lunge und atme sie dann langsam aus.

Wenn du diese Übung regelmäßig durchführst, wirst du lernen, deinen Atem zu kontrollieren, um schließlich nur noch etwa 10 Mal pro Minute zu atmen.

Für die nächste Übung, die etwas mehr Platz erfordert, lege dich auf den Boden. Beuge die Knie und spreize die Beine, sodass die Zehen leicht nach außen zeigen. Halte deine Wirbelsäule gerade und spüre, ob es irgendwo im Körper Verspannungen gibt.

Lege eine Hand auf den Bauch und die andere auf den Brustkorb. Atme nun langsam durch die Nase ein und ziehe den Atem in den Bauch hinunter. Die Hand auf dem Bauch sollte sich dabei nach oben bewegen, jedoch nur so weit, wie es angenehm ist. Der Brustkorb hebt sich nur leicht an. Achte darauf, dass er sich nur gemeinsam mit dem Bauch hebt.

Wenn du dies problemlos schaffst, gewöhne dir an, dabei leicht zu lächeln. Atme dann durch die Nase ein und durch den Mund langsam aus, wobei du mit der ausströmenden Luft ein zischendes Geräusch erzeugst. Entspanne dabei Zunge, Mund und Kinn.

Atme weiterhin lang und langsam, sodass sich dein Bauch hebt und senkt. Konzentriere dich auf die Zischlaute beim Ausatmen und das befreiende, beruhigende Gefühl, das du beim Atmen bekommst.

Diese Atemübung kannst du täglich 5–10 Minuten durchführen. Wende sie an, wann immer du bemerkst, dass du gestresst bist.

Atme dich frei: Atmen gegen Stress

Willkommen zur „4-6-8-Methode gegen Stress". Hier sind einfache Schritte, um diese effektive Atemübung durchzuführen:

Setze dich bequem mit aufrechtem Rücken hin oder stelle dich mit einer geraden Wirbelsäule auf.

Halte deine Schultern gerade und lege eine Hand auf deinen Bauch.

Konzentriere dich auf die Stelle, an der deine Hand ruht.

Atme durch die Nase ein und lenke den Atem mit deinem Geist zu dieser Stelle. Beachte dabei, dass sich dein Brustkorb nicht hebt.

Atme durch die Nase ein und zähle dabei bis 4.

Halte die Luft an und zähle bis 6.

Öffne deinen Mund, presse die Luft aus der Lunge und zähle dabei bis 8.

Wiederhole diesen beruhigenden Ablauf 5 Mal hintereinander, ohne Pause. Diese Methode ist bekannt für ihre Fähigkeit, Stress effektiv zu reduzieren und deinen Geist zu beruhigen. Probiere es aus und integriere diese Übung in deine Stressbewältigungspraxis.

Atme dich frei: Lange ausatmen

Atemkontrolle ist der Schlüssel, um deinen Atem spontan besser regulieren zu können, besonders in stressigen Situationen. Hier ist eine Übung, um diese Kontrolle zu verbessern:

Stehe aufrecht mit gerader Wirbelsäule und vergewissere dich, dass deine Füße schulterbreit auseinander stehen.

Nimm ruhige und langsame Atemzüge, atme dabei durch deine Nase ein und durch den offenen Mund aus.

Versuche, das Ein- und Ausatmen so lange wie möglich durchzuhalten. Das könnte zum Beispiel 5 Sekunden Einatmen und 5 Sekunden Ausatmen bedeuten.

Im zweiten Teil dieser Übung konzentrieren wir uns darauf, das Ausatmen zu verlängern. Beginne jedoch langsam. Dein Ziel ist es, doppelt so lange auszuatmen wie du einatmest, also zum Beispiel 3 Sekunden einatmen und 6 Sekunden ausatmen.

Wenn du das mühelos schaffst, kannst du dich steigern.

Denke daran, die Luft sorgfältig einzuteilen und nicht zu viel Luft auf einmal aus der Lunge zu pressen. Viel Erfolg beim Üben!

Atme dich frei: Atmung beruhigen

Lass uns gemeinsam eine Übung erkunden, die darauf abzielt, deine Atmung stückweise zu beruhigen und dabei mit jedem Ausatmen das volle Lungenvolumen zu nutzen.

Beginne, indem du dich mit einer aufrechten Wirbelsäule hinstellst. Achte darauf, dass deine Füße schulterbreit auseinander stehen.

Atme tief durch die Nase ein und halte deinen Atem für 3–5 Sekunden an.

Atme dann die eingeatmete Luft durch fast geschlossene Lippen wieder aus.

Mache eine kurze Pause.

Halte erneut deinen Atem für 3–5 Sekunden an.

Atme wieder aus, wie zuvor.

Wiederhole diesen Prozess, bis du die gesamte Luft aus deiner Lunge geholt hast.

Bevor du die gesamte Übung wiederholst, lege eine kurze Pause ein.

Diese sanfte Atempraxis ist eine wunderbare Möglichkeit, die Atmung zu beruhigen und gleichzeitig das volle Potenzial deiner Lungen zu nutzen. Genieße die Entspannung!

Meditationen und Yoga für den Vagusnerv

Atemübungen bieten eine schnelle und effektive Möglichkeit, den Vagusnerv zu stimulieren, aber es gibt auch eine komplexere Praxis, die etwas mehr Zeit in Anspruch nimmt. Entspannende Kombi-Meditationen und Yoga-Übungen haben positive Auswirkungen auf das parasympathische Nervensystem und können eine tiefere Verbindung zu deinem Körper schaffen.

Meditation erlaubt es, die Aktivitäten deines Organismus herunterzufahren und gleichzeitig das Tempo des hektischen Alltags auf natürliche Weise zu verlangsamen. Durch Meditation erfährst du viel über deinen Körper, seine Rhythmen und das feine Zusammenspiel von Energien.

Dennoch ist Vorsicht geboten. Die Fähigkeit, den Vagusnerv zu stimulieren, sollte nicht leichtfertig dazu führen, die Energien des Körpers gedankenlos zu manipulieren. Gleichzeitig ist eine Offenheit für Meditationsformen wichtig, um erfolgreich als "eigener Heiler" praktizieren zu können.

Studien zeigen, dass meditative Zustände, insbesondere in Kombination mit Atemtechniken, den Vagusnerv stimulieren und die Aktivität des Sympathikus einschränken können. Experimente von Forschern der University of North Carolina belegen, dass eine Erhöhung des Vagalen Tonus mit positiven Stimmungen und sozialer Empathie korreliert. Die Stimulation des Vagusnervs kann durch Entspannungsübungen, komplexe Meditationen, Yoga und Tai-Chi erreicht werden, was zur vermehrten Ausschüttung des inhibitorischen Neurotransmitters GABA führt.

Der Geist hat einen regulierenden Einfluss auf den gesamten Körper, insbesondere auf stressanfällige

Bereiche wie Magen-Darmtrakt, Herz und Lunge. Meditation und Yoga ermöglichen es, innerlich aufzuräumen, die körpereigenen Informationssysteme von äußeren Einflüssen zu befreien und sogenannte "disharmonische Meme" loszulassen. Dies führt zu einer tiefen Entlastung, von der alle Organe profitieren. Du kannst Energie schöpfen und dich den Herausforderungen des Lebens mit neuer Kraft stellen.

Entspannungsübungen und Meditationen sind zwar unterschiedlich, aber beide können vorteilhaft kombiniert werden, um verschiedenen Bedürfnissen gerecht zu werden. Entspannungsübungen dienen der Beruhigung von Körper und Geist, während Meditation darauf abzielt, die Konzentrationsfähigkeit zu steigern und zu mehr Achtsamkeit im Alltag zu führen.

Egal, ob du dich entspannen oder meditieren möchtest, wähle einen ruhigen Ort für deine Praxis. Dieser sollte gut belüftet sein, frei von Störungen wie Handygeräuschen, und bietet genügend Platz für deine Übungen. Genieße deine Praxis, sei es in deinem Zuhause, draußen in der Natur oder an einem besonderen Lieblingsort.

Meditation der Meeresweite

Inmitten des hektischen Alltags kann uns die Enge, sei es mental oder körperlich, in einen Zustand von Stress führen. Doch das Gegenmittel liegt oft in der Weite, die uns Raum zum Atmen und Entfalten gibt. Die folgende Übung ist besonders für Anfänger geeignet, die sich auf längere Meditationen vorbereiten möchten:

Setz dich bequem mit aufrechtem Rücken hin und lass dich von einer Welle der Entspannung durchströmen.

Schließe deine Augen und beginne, ruhig und gleichmäßig zu atmen.

Stell dir vor, du stehst auf einem Felsen, der sich majestätisch aus einer stillen, weiten Wasserfläche erhebt. Hier herrscht absolute Stille; kein Laut dringt an dein Ohr, kein Windhauch streicht über die Landschaft.

Tauche in deinem Geist in das tiefblaue Wasser ein, dessen spiegelglatte Oberfläche nur von gelegentlichen Sonnenstrahlen durchbrochen wird.

Richte nun deinen Blick in die Ferne: Schau über das tiefblaue Wasser hinaus bis zum fernen Horizont, wo sich weiße Wolkenbänder am Himmel abzeichnen. Lass die Ruhe des inneren Panoramas auf dich wirken.

In einem geistigen Wechsel beginnst du zu realisieren, dass dieses ruhige, spiegelglatte Meer nicht nur vor dir liegt, sondern tief in dir selbst verankert ist. Wenn du in das Wasser blickst, schaust du tief in dich selbst hinab.

Tauche so tief wie möglich in deine eigene Stille hinab. Weiter und weiter, dorthin, wo nur noch Stille herrscht. Identifiziere dich dabei sowohl mit der unergründlichen Tiefe des blauen Meeres als auch mit der unendlichen Weite des Ozeans selbst.

Sei gleichzeitig die undurchdringliche Tiefe und die unendliche Weite. Verzichte darauf, Gedanken zu formen. Denke über nichts nach. Lausche einfach der Stille und der Weite, die du gleichzeitig bist. Du bist alles, was ist. Und der Träger dessen, was ist, ist dein eigener Atem, der ruhig und tief strömt. In dieser Meeresweite bist du zuhause.

Lichtmeditation

Diese einfache, aber kraftvolle Übung hilft dir, innere Verspannungen und Energieblockaden aufzulösen, um frische Energie in deinem Körper freizusetzen. Mach es dir bequem auf dem Boden:

Leg dich hin, und winkel die Beine leicht an, sodass die Fußsohlen flach auf dem Boden liegen. Schließ die Augen und atme ruhig und entspannt.

Stell dir vor deinem inneren Auge eine warme Lichtkugel über deinem Kopf vor.

Beim Einatmen zieh bei dieser Vorstellung Licht aus der Kugel über dir in deinen Körper. Lass diesen Vorgang einige Minuten lang geschehen.

Nun sammle das eingeflossene Licht zu einer zweiten Kugel, diesmal fokussierst du dich auf deinen Bauchnabel. Lass die innere Lichtkugel entstehen und fülle sie mit dem gesamten Licht aus der äußeren Kugel.

Stell dir abschließend vor, wie diese innere Lichtkugel ihr Strahlen in deinen gesamten Körper ausbreitet und ihn buchstäblich durchflutet. Spüre nach, wie das innere Licht alle negativen Energieblockaden verschwinden lässt.

Genieße diesen Moment der inneren Erleuchtung und spüre, wie frische Energie durch deinen Körper fließt.

Yoga-Übungen

Schon vor vielen Tausend Jahren war den Menschen der Vagusnerv bekannt. Im indischen Ayurveda wird er als Manovaha-Nadi bezeichnet, was „Träger des Geistes" bedeutet. Dieser Nadi bzw. Nerv verläuft vom Kopf über den Bereich des Brustkorbs bis in den Unterleib. Der Nervus vagus wird auch als Kuma-Nadi bezeichnet, was übersetzt „Schildkrötennerv" bedeutet. Die Symbolik der Schildkröte ist uralt und soll darauf hinweisen, dass der Vagusnerv Körper und Geist auf eine Weise zur Ruhe bringt, wie die Schildkröte zum Ausruhen ihre Extremitäten unter ihren schützenden Panzer zieht. Der Vagusnerv wird somit als ein Beschützer gedacht, der dazu beiträgt, dass der Mensch seine Sinne „einzieht", um zu sich selbst zu gelangen.

Wie schon zuvor im Kontext von Entspannungsübungen und anderen Meditationen, solltest du dir einen ruhigen, ungestörten Ort suchen, an dem du dich vollständig auf die Praxis konzentrieren kannst. Die folgende Übung erfordert deine volle Konzentration, da es darum geht, störende Gedanken zu kontrollieren.

Beide nachstehenden Übungen nennt man „Einsichtsübungen", mit denen du dich als Meditierender „sammelst".

Samatha-Meditation

Mach es dir bequem. Schließe die Augen und erlaube deinen Gliedern, sich zu entspannen. Lege die Hände in deinen Schoß, lass sie sanft ruhen, die Handflächen nach oben zeigend, während die Spitzen der Daumen sich leicht berühren.

Deine volle Konzentration gilt nun dem ruhigen Ein- und Ausatmen. Achte darauf, dass der Atem langsam und gleichmäßig verläuft. Richte deine Aufmerksamkeit darauf, wie sich dein Brustkorb mit jedem Einatmen sanft hebt und mit jedem Ausatmen wieder senkt. Praktiziere dies für eine Weile, ohne Raum für ablenkende Gedanken zu lassen. Lass dich nicht von positiven Gedanken mitreißen, bleibe fokussiert.

Bleibe hellwach während dieser Praxis. Schon nach kurzer Zeit wirst du ein positives Gefühl von Befreiung und Glück in deinem gesamten Körper verspüren. Lass dieses Gefühl sich ausbreiten und genieße den Moment der inneren Ruhe.

Vipassana-Meditation

Nimm dir ausreichend Zeit für diese Yoga-Übung, da sie etwa 30–60 Minuten dauert und dazu dient, deine Achtsamkeit zu verbessern. Ziel ist es, deinen Körper besser kennenzulernen.

Setze dich entspannt und ruhig hin, neige dabei leicht dein Kinn nach unten. Lass deinen Kopf aber nicht hängen, um einer schläfrigen Haltung vorzubeugen.

Lege deine Hände in den Schoß, eine in der anderen ruhend, die Handflächen nach oben. Die Spitzen der Daumen sollten sich nur leicht berühren. Konzentriere dich auf deinen Atem und spüre, wie mit jedem Atemzug ein wenig mehr Spannung deinen Körper verlässt. Praktiziere dies, bis keine Gedanken mehr in deinem Kopf sind und eine geistige Ruhe einsetzt.

Wenn du gedankenfrei bist, durchwandere nun deinen Körper, achte dabei auf alle Empfindungen. Löse alle Spannungen, besonders im Gesicht, Nacken und Händen.

Halte die Augenlider halb oder ganz geschlossen. Während du dies tust, werden verschiedene Gedanken auftauchen. Folge ihnen nicht! Verlagere stattdessen deine Aufmerksamkeit vom Kopfscheitelpunkt durch den gesamten Körper.

Werde dir jeder Empfindung bewusst – die Wärme deines Körpers, den Pulsschlag, die Feuchtigkeit deiner Hände usw. Taste jeden Körperteil innerlich ab, um die Achtsamkeit von Körper und Geist zu erhöhen.

Es ist wichtig, immer Atmung und Meditation zu kombinieren. Beides ist untrennbar miteinander verbunden. Mediziner des Nepal Medical College haben 2010 gezeigt, dass Meditationen in Kombination mit Atemübungen positive Auswirkungen auf Blutdruck und Herzfrequenz haben. Schon nach 5 Minuten meditativer Atemübung sinken systolischer und diastolischer Blutdruck messbar.

Fortschrittliche Mediziner wie P. Tak von der Universität Amsterdam kommen vermehrt zu einheitlichen Schlussfolgerungen in Bezug auf die Bedeutung und Aktivierung des Vagusnervs: "Es wird immer deutlicher, dass wir verschiedene Organsysteme nicht isoliert betrachten dürfen, wie wir das in der Vergangenheit noch getan haben. Stattdessen ist der Mensch eine Einheit: Geist und Körper stehen in Wechselwirkung miteinander..."

Ernährung: Deine ausgewogene Quelle der Gesundheit

Der zweite der drei Faktoren der Heilung durch den Vagusnerv ist die Ernährung. Du entscheidest selbst, ob du der Ernährung Vorrang vor täglichen Vagusnerv-Übungen gibst. Ideal ist es, alle drei Faktoren gleichwertig zu behandeln, um ein ganzheitliches Verständnis von Körper und Geist zu entwickeln.

Schließlich musst du täglich Nahrung aufnehmen – eine Notwendigkeit, die Spuren hinterlässt.

Der Supermarktbesuch erfordert mehr Aufmerksamkeit als viele Menschen denken. Die Werbung vermittelt oft den Eindruck, dass nur gesunde Lebensmittel angeboten werden. Doch der schöne Marketing-Schein trügt, und nicht alle Lebensmittel sind gesundheitlich unbedenklich.

Zivilisationskrankheiten wie Diabetes und Herz-Kreislauf-Erkrankungen können auf falsche Ernährung und schädliche Lebensmittel zurückgeführt werden. Daher erfordert der Einkauf im Supermarkt mehr Achtsamkeit.

Die Vertreter der Steinzeit-Diät behaupten, viele moderne Nahrungsmittel seien für den menschlichen Darm ungeeignet, der sich seit Tausenden von Jahren nicht verändert habe. Fleisch, Fisch, Gemüse und Obst sollten auf dem Speiseplan stehen, während Weizen, Nudeln, zuckerreiche Lebensmittel und künstliche Zusatzstoffe vermieden werden sollten.

Egal, welcher Ernährungsform du folgst – wenn du deinen Vagalen Tonus erhöhen möchtest, kommst du nicht umhin, deinen persönlichen Speiseplan zu überprüfen.

Für eine positive Aufwärtsspirale in deinem Leben sollten die drei Faktoren – Vagusnerv-Stimulation, gesunde nachhaltige Ernährung und eine angepasste, gesundheitsfördernde Lebensweise – zusammenwirken. Gesundheitsratschläge mögen für viele Menschen undurchführbar erscheinen, aber eine langsame, schrittweise Änderung der Ernährungsweise kann Körper und Psyche an die Veränderungen gewöhnen, was die Umstellung erleichtert.

Denke daran, dich nicht zu quälen. Alle Maßnahmen müssen harmonisch in deinen Lebensablauf integriert werden. Verkrampfte, erzwungene Änderungen führen oft dazu, dass Menschen von ihrem Vorhaben abweichen. Gehe also Schritt für Schritt vor.

Beginne damit, Stresssymptome zu reduzieren, indem du lernst, deinen Vagusnerv zu stimulieren. Höre auf deinen Körper und nutze die Aufmerksamkeit, die du durch Entspannungsübungen und Meditation gewonnen hast, beim täglichen Einkauf.

Achte auf gesunde, nachhaltige Produkte und Nährstoffe, die dir guttun. Reduziere nach und nach die Aufnahme toxischer Stoffe wie Nikotin und Alkohol. Entscheide dich dafür, mehr für deine tägliche Bewegung zu tun, erweitere dein soziales Netzwerk und steigere damit deine Gemütslage.

Lebe die Aufwärtsspirale Schritt für Schritt mehr … Es wurde festgestellt, dass Stress und Entspannung von Sympathikus und Parasympathikus und ihrer Stimulation abhängig sind. Diese Prozesse setzen Energien ein, die der Körper aus den täglich aufgenommenen Stoffen produziert. Daher beeinflussen Nährstoffe und ihre Menge maßgeblich den Energiestatus des Körpers, einschließlich Ballaststoffe, Mineralien und Vitamine.

Der Magen-Darmtrakt (das enterische Nervensystem) wird durch die richtige oder falsche Ernährung positiv oder negativ beeinflusst. Eine zu hohe Zucker- und Kohlenhydrataufnahme kann den Stoffwechsel verlangsamen und zur Verschlechterung des gesamten Energiehaushalts beitragen. Der Sättigungsgrad bleibt zudem gering.

Hier sind einige wichtige Nährstoffe und Nahrungsmittel:

Darmflora und Probiotika

Mediziner wissen seit Langem, dass die Darmflora eine der Hauptgrundlagen für die menschliche Gesundheit bildet – für Körper und Geist gleichermaßen. Wenn der Stoffwechsel aus dem Gleichgewicht gerät, entsteht organischer Stress, und psychische Verstimmungen nehmen zu. Selbst wenn du in solchen Momenten den Vagusnerv stimulieren kannst, steht die Entscheidung für eine gesunde Ernährung immer an erster Stelle.

Denke daran, dass Bauch und Kopf über den Vagusnerv miteinander verbunden sind. Eine gesunde Darmflora, bestehend aus zahllosen Mikrobakterien, wirkt nicht nur positiv auf den Vagusnerv, sondern stärkt auch das Immunsystem gegen verschiedene Krankheiten.

Wenn von der Darmflora die Rede ist, spricht man gleichzeitig von "Probiotika" (von den griechischen Wörtern "pro bios", "für das Leben", abgeleitet). Probiotika sind etwa 100 Billionen Mikroorganismen oder Bakterienkulturen im Darm, darunter Milchsäurebakterien (Laktobazillen), Hefekulturen und Bifidobakterien.

Diese winzigen Organismen sind von unschätzbarem Wert für die Darmgesundheit und den Stoffwechsel in deinem Körper. Allerdings müssen sie in ausreichenden Mengen vorhanden sein, damit aufgenommene Substanzen aus der Nahrung optimal verstoffwechselt werden können.

Studien haben gezeigt, dass gesunde Darmbakterien die Funktionsweise des menschlichen Gehirns über den Vagusnerv verbessern können. Milchsäurebakterien, beispielsweise, führten in Tierversuchen zu positiven Modifikationen der GABA-Rezeptoren im Gehirn, was Stressreduktion und den Abbau von Angstzuständen bewirkte.

Probiotika können natürlich über Nahrungsmittel aufgenommen werden, vorzugsweise über natürliche Quellen. Falls dies nicht möglich ist, kommen auch Nahrungsergänzungsmittel oder Medikamente in Frage, wobei die natürliche Variante immer bevorzugt werden sollte.

Die Frage, wie viele Mikroorganismen im Darm präsent sein sollten, ist in der Medizin umstritten. Aber es sollten mindestens 10 Millionen pro Gramm Nahrung sein, damit sie wirksam gegen Darmpilze und Salmonellen aus verdorbenen Lebensmitteln vorgehen können.

Ein klassisches probiotisches Lebensmittel ist Joghurt, der unter Verwendung von "Starterkulturen" hergestellt wird. Die gewünschten Bakterienkulturen werden erst danach hinzugefügt. Abhängig vom Bakterienstamm erreicht man so die Fermentation von Milch zu Joghurt.

Achte darauf, regelmäßig fermentierte Lebensmittel zu konsumieren. Wenn diese jedoch pasteurisiert sind, also erhitzt wurden, sind sie aus probiotischer Sicht nutzlos, da die Kulturen durch die Erhitzung zerstört wurden. Weitere empfehlenswerte Lebensmittel sind Sauerkraut, japanisches Miso oder Brottrunk.

In den USA wurde herausgefunden, dass der regelmäßige Verzehr von probiotischem Joghurt bestimmte Teile des Gehirns positiv beeinflussen kann, die für die Verarbeitung von Emotionen zuständig sind. Die Mikroben, die du mit solchen Produkten zu dir nimmst, helfen dir bei der Stressbewältigung im Alltag. Eine gesunde Darmflora trägt somit zur positiven Veränderung deiner Reaktionsschemata bei und unterstützt die Aktivität deines Vagusnervs.

Nimm probiotische Lebensmittel in deinen Speiseplan auf. Diese nützlichen Kleinstorganismen sind nicht nur in fermentierten Nahrungsmitteln enthalten, sondern auch in Früchten, Gemüse und Vollkorngetreidesorten. Probiotika bilden eine Stoffgruppe, zu der auch die gesunden Mehrfachzucker Inulin und Oligofructose gehören – im Gegensatz zu ungesunden Einfachzuckern. Sie optimieren die Stoffwechselprozesse und sorgen für eine längere Sättigung nach ihrer Aufnahme. Du findest sie auch in Spargel, Chicorée, Zwiebeln und Knoblauch.

Omega-3-Fettsäuren - Die Helden, die dein Körper lieben muss

Kennst du schon die Superhelden deines Körpers? Es sind die Omega-3-Fettsäuren – diese essentiellen Fettmacher, die dein Körper nicht selbst herstellen kann. Das heißt, du musst sie über die Nahrung aufnehmen, aber keine Sorge, das ist nicht nur einfach, sondern auch äußerst lecker!

Omega-3-Fettsäuren gehören zur Riege der "essentiellen Fettsäuren". Zusammen mit Linolsäure und Linolensäure bilden sie das unschlagbare Trio, für das dein Körper keine eigenen Synthese-Enzyme hat. Also heißt es: Auf zum kulinarischen Abenteuer, um diese heldenhaften Fettsäuren zu erobern!

Schau mal, hier kommt die gute Nachricht: Omega-3-Fettsäuren sind nicht nur entzündungshemmend, sondern auch in Fisch in großen und ausreichenden Mengen vorhanden. Frischer Fisch auf dem Teller ist also nicht nur eine Gaumenfreude, sondern auch eine Wohltat für Körper und Geist.

Spannende neue Studien zeigen, dass Omega-3-Fettsäuren wahre Wunder bewirken können. Sie stehen im Kampf gegen Süchte wie ein tapferer Ritter und trotzen dem altersbedingten Verlust der kognitiven Leistungsfähigkeit wie ein echter Held. Als wäre das nicht genug, erhöhen sie auch noch die Herzfrequenzvariabilität und den Vagalen Tonus – zwei wichtige Faktoren für das Wohlbefinden deines Herz-Kreislauf-Systems.

Du willst also deinem Körper und deinem Geist etwas Gutes tun? Schnapp dir Fisch und bringe ihn auf deinen Speiseplan! Dabei sind alle Fischarten deine Freunde, aber besonders fetthaltige Sorten wie Lachs, Makrelen und Sardinen sind die Superstars. Denk daran, wenn möglich auf Bioqualität zu setzen – so holst du das Beste aus deiner Mahlzeit heraus.

Wenn du mal nicht genug Fisch auf deinem Teller haben kannst oder willst, gibt es auch noch eine coole Alternative: Omega-3-Fettsäuren als Nahrungsergänzungsmittel. Zum Beispiel in Form von schicken Krillöl-Kapseln – so wird die tägliche Dosis Heldenkraft zum Kinderspiel!

Also, auf zu neuen kulinarischen Abenteuern und der Entdeckung der fantastischen Welt der Omega-3-Fettsäuren! Dein Körper wird es dir danken.

Zink: Der Unscheinbare Held für Deine Psyche

Selten beachtet, aber unentbehrlich für unsere Gesundheit: Zink. Es mag wie ein unscheinbares Mineral klingen, doch etwa 2 Milliarden Menschen weltweit leiden unter einem Zinkmangel. Dabei spielt Zink eine entscheidende Rolle für die psychische Entwicklung und Gesundheit. Es ist der natürliche „Stimmungsmacher", besonders wertvoll für diejenigen, die mit Ängsten oder Depressionen zu kämpfen haben.

Ein chronischer Zinkmangel kann nicht nur die Aktivität deines Vagusnervs negativ beeinflussen, sondern auch andere Gehirnfunktionen beeinträchtigen. Daher ist es von großer Bedeutung, auf eine ausreichende Zinkzufuhr zu achten. Lebensmittel wie Rindfleisch, Pilze, Spinat, Cashewkerne und Austern sind reich an diesem wichtigen Mineralstoff.

Wenn es darum geht, deinen Körper kurzfristig mit Zink anzureichern, kannst du auch auf Nahrungsergänzungsmittel zurückgreifen. Denke daran, dass eine ausgewogene Ernährung jedoch die beste langfristige Strategie ist, um sicherzustellen, dass du ausreichend Zink für deine psychische und körperliche Gesundheit aufnimmst.

Lebensweise: Deine täglichen Entscheidungen für mehr Wohlbefinden

Das Schwierige kommt zum Schluss, oder? Die Umstellung der Lebensweise mag auf den ersten Blick wie eine riesige Hürde erscheinen, aber ich verspreche dir, bei genauerem Hinsehen sind es vielleicht gar keine Probleme, sondern spannende Herausforderungen.

In unserer Welt, die von der Konsumgesellschaft geprägt ist, werden viele unserer Bedürfnisse künstlich erzeugt und aufrechterhalten. Das gilt besonders für die Ernährung, bei der uns zuckerhaltige Lebensmittel als unverzichtbare Begleiter präsentiert werden. Doch die Realität sieht anders aus – unser Körper benötigt oft viel weniger Kalorien, als wir ihm zuführen. Deshalb gestaltet sich die Umstellung auf eine gesunde Ernährung als echte Herausforderung.

Aber, und hier kommt das Großartige: Wenn du bereits damit begonnen hast, deinen 10. Hirnnerv durch regelmäßige Entspannungsübungen, Meditationen oder sogar Yoga zu stimulieren, und wenn du die positiven Auswirkungen auf deinen Vagalen Tonus spürst, wird die Veränderung deiner Lebensweise plötzlich viel greifbarer.

Es geht darum, deinen Körper bewusst wahrzunehmen und ein Verständnis dafür zu entwickeln, was ihm und deinem Geist wirklich guttut. Vielleicht ist es gar nicht so schwierig, wie es auf den ersten Blick scheint. Entdecke die Freude an den kleinen Schritten und sei stolz auf jede positive Veränderung, die du in dir selbst spürst.

Du bist auf dem Weg zu einer bewussteren, gesünderen Lebensweise – lass uns gemeinsam den letzten Akt dieser Veränderung rocken!

Intervallfasten - Ein Weg zu einer bewussten Lebensweise

Intervallfasten, auch als "intermittierendes Fasten" bekannt, bietet eine erleichternde Möglichkeit, den Lebensstil auf gesündere Kost umzustellen. Zunächst einmal die gute Nachricht: Intervallfasten ist keine Diät. Das bedeutet, du kannst während der Fastenzeit sogar all die Lebensmittel genießen, die du schon immer gemocht hast – du verteilst sie lediglich anders über den Tag und regulierst die Nährstoffmenge.

Dein Körper verarbeitet Proteine, Kohlenhydrate, Fette, Ballaststoffe sowie Mineralien und Vitamine auf unterschiedliche Weise, abhängig von den Tages- oder Nachtzeiten. Beim Intervallfasten richtest du Fasten- und Essenszeiten ein, wobei du das bekannte 16:8-Modell anwenden kannst: 16 Stunden Fasten, gefolgt von einem 8-stündigen Essensfenster. Diese Methode verteilt die Mahlzeiten in der Regel über 3–4 Essenszeiten.

Obwohl 16 Stunden ohne Essen anfangs vielleicht viel erscheinen, nutzen viele Menschen die Nachtzeit von mindestens 8-10 Stunden für das Fasten. Die verbleibenden Stunden fallen dann in die Abendstunden nach dem Abendessen.

Es gibt verschiedene Methoden wie die 12:12-Methode oder die Kriegerdiät, bei der nur abends gegessen wird. Die 5:2-Methode ermöglicht es, fünf Tage normal zu essen und zwei Tage zu fasten.

Die 16:8-Methode ist besonders für Einsteiger geeignet. Denke daran, die Kohlenhydratzufuhr zu regulieren, indem du Süßigkeiten, Softdrinks und zuckerhaltige Snacks vermeidest. Zucker kann den Stoffwechsel und den Vagusnerv negativ beeinflussen.

Die gleichzeitige Erhöhung der Vagusnerv-Aktivität durch Entspannungsübungen kann Stress reduzieren und das Wohlbefinden steigern. Menschen, die Intervallfasten praktizieren und dabei auf ungesunde Einfachzucker verzichten, verbessern ihre Herzfrequenzvariabilität. Der Blutzuckerspiegel kann gesenkt werden, was dem Vagusnerv positive Veränderungen im Stoffwechsel meldet.

Lebensstiländerungen sollten auch die allgemeine Gefühlslage verbessern. Die Stimulation des Vagusnervs fördert positive Gefühle und eine optimistische Lebenseinstellung. Ein bewussterer Umgang mit dem Körper und der Ernährung, neue soziale Kontakte und Freude sind natürliche Mittel zur Erhöhung des Vagalen Tonus.

Gelassenheit ist ein Schlüssel – sie ermöglicht es, deinen eigenen Rhythmus zu finden und selbst in stressigen Situationen zu bestehen. Ein stimulierter Vagusnerv verlangsamt die Wahrnehmung und schärft die Achtsamkeit im Umgang mit der Umwelt. Die positive Veränderung eines Aspekts greift in den anderen – so formt sich ein bewussterer Lebensstil Schritt für Schritt.

Im Jetzt sein – Die Kraft der Gegenwart mit dem Vagusnerv entfalten

Durch gezielte Übungen oder Meditationen deinen Vagusnerv zu stimulieren, ebnet nicht nur den Weg zu innerer Ruhe, sondern ermöglicht es dir auch, bewusster im gegenwärtigen Moment zu leben. Diese Fähigkeit, im Jetzt zu sein, eröffnet dir die Kunst, die Freuden des Augenblicks in ihrer vollen Pracht zu genießen – eine Fähigkeit, die in der hektischen Konsumgesellschaft oft verloren geht.

Präsent zu sein und achtsam durch den Moment zu wandern bedeutet nicht nur, dass du mentale Entspannung erfährst, sondern auch, dass du frische Energien mobilisierst. Dein Stresspegel sinkt, während gleichzeitig dein Immunsystem gestärkt wird.

In einer Welt, die dazu neigt, uns von einer Verpflichtung zur nächsten zu hetzen, kann das bewusste Üben der Gegenwart eine transformative Erfahrung sein. Der Vagusnerv, als dein innerer Begleiter, trägt dazu bei, dass du nicht nur existierst, sondern wirklich lebst. Schalte den Lärm der Vergangenheit und Zukunft aus, tauche ein in den gegenwärtigen Augenblick, und lass die heilende Kraft deines Vagusnervs dein Leben bereichern.

Loslassen können - Dein Schlüssel zur inneren Entspannung

Entspannung mag sich manchmal wie eine hochkomplizierte Kunst anfühlen, die nur von wenigen Meistern beherrscht wird. Aber das ist ein Trugschluss. Jeder, ja, wirklich jeder kann sich in Entspannung üben. Und der Schlüssel dazu liegt in dir – genauer gesagt im Vagusnerv.

Loslassen, vor allem von Altlasten der Vergangenheit, mag anfangs schwierig erscheinen. Stell es dir vor wie das Tragen von überflüssigem Gepäck auf einem Weg. Jedes zusätzliche Paket macht den Weg beschwerlicher, bis er schließlich unter der Last zusammenbricht. Burn-Out und Depressionen können die traurigen Folgen sein. In einer Welt, die sich immer schneller zu drehen scheint, füllt sich unser Gepäck umso rascher.

Es ist Zeit für Entschleunigung und das bewusste Loslassen. Mach es dir zur Gewohnheit, mentale Verspannungen, die ihren Ursprung in belastenden Gedanken haben, täglich entweder am Morgen oder am Abend zu lösen. Damit weckst du den Vagusnerv auf und ermöglichst ihm, seine heilende Arbeit aufzunehmen.

Denk daran, Entspannung ist kein exklusives Privileg für einige Auserwählte. Du hast die Fähigkeit dazu. Du musst nur bereit sein, das Gewicht abzulegen und loszulassen. Lass den Vagusnerv dir den Weg zeigen – den Weg zur inneren Ruhe und Gelassenheit.

Akzeptanz praktizieren - Dein Weg zu mehr Gelassenheit

Lass uns einen Blick darauf werfen, wie du täglichen Ärger und Stresspegel reduzieren und harmonischer durch den Tag kommen kannst. Die Zauberformel lautet: Akzeptanz.

Es geht nicht darum, dass du dich vor Problemen drückst oder wichtige Dinge ignorierst. Vielmehr geht es darum, negative Erlebnisse und Erfahrungen zu akzeptieren, anstatt ständig mit dem Leben zu hadern.

Das schafft ein Gleichgewicht zwischen Bauchgefühl und Verstand – ein harmonisches Zusammenspiel.

Versteh mich nicht falsch; es bedeutet nicht, dass du dich vor Herausforderungen verschließen sollst. Akzeptanz ermutigt dazu, einen klaren Kopf zu bewahren und nicht jede Form von Gereiztheit, innerer Anspannung oder Aufregung zu fördern. Diese Emotionen aktivieren das sympathische Nervensystem und den Kampf- oder Fluchtreflex, den wir nach Möglichkeit vermeiden sollten.

Indem du Akzeptanz in deinen Alltag integrierst, schaffst du Raum für Gelassenheit. Es ist ein Prozess, der dir hilft, negative Energien zu minimieren und dich auf das Wesentliche zu konzentrieren. Du stellst dich Herausforderungen mit Ruhe und einem klaren Geist, anstatt dich von Ärger und Stress übermannen zu lassen.

Gib dieser Herangehensweise eine Chance, und du wirst feststellen, wie sich dein tägliches Erleben verändert. Akzeptanz ermöglicht es dir, einen Weg zu finden, der nicht nur zu mehr Harmonie, sondern auch zu einem ausgeglichenen Verhältnis zwischen Bauch und Kopf führt.

Partnerschaft - Die kraftvolle Quelle für Vagusnerv-Stimulation

In einer Beziehung zu leben, eröffnet dir eine der schönsten Möglichkeiten zur Aktivierung deines

Vagusnervs – die Kraft der Liebe und Zärtlichkeit. Nähe, Intimität und Sexualität schaffen starke positive Emotionen, die wie stärkende Energien in deinen Alltag fließen. Diese positiven Erfahrungen können dir helfen, besser mit Stress und Leistungsdruck umzugehen oder auch Probleme und Sorgen leichter loszulassen.

Eine harmonische Partnerschaft schafft nicht nur eine umfassend positive Lebenswahrnehmung, sondern intensiviert auch deine Verbindung zu deinem eigenen Körper und dessen Bedürfnissen. Dies bildet eine ausgezeichnete Grundlage für die regelmäßige Pflege und Stimulation deines Vagusnervs.

Indem du dich in einer liebevollen Partnerschaft befindest, genießt du nicht nur die Vorzüge einer engen Verbindung zu einem anderen Menschen, sondern förderst gleichzeitig deine körperliche und emotionale Gesundheit. Die Liebe, die du erfährst, und die Zärtlichkeit, die du teilst, sind nicht nur Geschenke für die Seele, sondern auch für deinen Vagusnerv, der in diesem harmonischen Zusammenspiel gestärkt wird.

Der Vagusnerv: Dein Weg zum Inneren Heiler - Harmonie, Gesundheit und Wohlbefinden durch gezielte Stimulation

Der 10. Hirnnerv, der Nervus vagus, offenbart sich als ein mächtiger "innerer" Heiler in deinem Organismus. Als Bindeglied zwischen Kopf und Bauch schafft er eine Harmonie, die Spannungen in Energieblockaden, Beschwerden oder Krankheiten umwandeln kann.

Insbesondere bei psychischen Erkrankungen bietet die gezielte Stimulation des Vagusnervs wohltuende Effekte. Dies kommt allen zugute, die unter Stress, Leistungsdruck, Depressionen oder Angstzuständen leiden. Die Aktivierung dieses Nervs, der weite Teile des Körpers reguliert, kann verhindern, dass rein psychische Probleme zu psychosomatischen oder organischen Krankheiten werden. Eine körpereigene Prophylaxe gegen Magen-Darmerkrankungen, die oft auf äußere Stressfaktoren oder falsche Ernährungsformen zurückzuführen sind.

Du kannst zu deinem eigenen Therapeuten und Heiler werden, und so manchen Arztbesuch einsparen. Der Vagusnerv lässt sich durch einfache Übungen wie morgendliches Gurgeln, Kaltduschen, Entspannungsübungen, Meditationen, Yoga und Tai Chi stimulieren.

Unabhängig von der gewählten Methode spielt die Atmung stets eine zentrale Rolle. Sie ist der universelle Schlüssel zu deiner Gesundheit, und ein Fokus auf Atemübungen sollte daher gelegt werden. Die Regulierung und Kontrolle der Atmung ermöglicht es, die parasympathischen und sympathischen Bestandteile des vegetativen Nervensystems zu harmonisieren.

Wenn du deinen Vagusnerv in Aktion erlebst, wirst du lernen, mit stressigen und ärgerlichen Situationen umzugehen. Das Nervensystem gleicht zwei ineinander verschachtelten Gegensätzen, die in einen Zustand der Harmonie gebracht werden müssen. Der Vagusnerv ist der Mittler, und sein sogenannter "Tonus" zeigt seinen Aktivitätsgrad im Körper an. Die Erhöhung des Vagalen Tonus führt zur Aktivierung des Parasympathikus, der für Entspannung und Ruhe sorgt.

Die vor einigen Jahren entdeckte Feedback-Schleife hat das Verständnis für die Funktionsweise des Vagusnervs und seine Bedeutung für Herz, Lunge und Darm erweitert. Ein erhöhter Vagaler Tonus bringt positive, wohltuende Emotionen hervor, die entscheidend für ein erfülltes Leben sind.

Entspannungsübungen und Meditation sollten Hand in Hand gehen mit einer gesunden, nachhaltigen Ernährung. Die Ernährung beeinflusst ebenfalls den Vagalen Tonus; eine gesunde Darmflora trägt dazu bei.

Alles in allem ist die Stimulation des Vagusnervs kein Geheimnis. Durch Übungen in Kombination mit Ernährung und einer angepassten Lebensweise kann dies zu einem ganzheitlichen Erlebnis werden. Dein Weg zum inneren Heiler ist offen, und der Vagusnerv steht dir als kraftvoller Verbündeter zur Verfügung.

Haftungsausschluss

Die Umsetzung aller enthaltenen Informationen, Anleitungen und Strategien dieses E-Books erfolgt auf eigenes Risiko. Für etwaige Schäden jeglicher Art kann der Autor aus keinem Rechtsgrund eine Haftung übernehmen. Für Schäden materieller oder ideeller Art, die durch die Nutzung oder Nichtnutzung der Informationen bzw. durch die Nutzung fehlerhafter und/oder unvollständiger Informationen verursacht wurden, sind Haftungsansprüche gegen den Autor grundsätzlich ausgeschlossen. Ausgeschlossen sind daher auch jegliche Rechts- und Schadensersatzansprüche. Dieses Werk wurde mit größter Sorgfalt nach bestem Wissen und Gewissen erarbeitet und niedergeschrieben. Für die Aktualität, Vollständigkeit und Qualität der Informationen übernimmt der Autor jedoch keinerlei Gewähr. Auch können Druckfehler und Falschinformationen nicht vollständig ausgeschlossen werden. Für fehlerhafte Angaben vom Autor kann keine juristische Verantwortung sowie Haftung in irgendeiner Form übernommen werden.

Urheberrecht

Alle Inhalte dieses Werkes sowie Informationen, Strategien und Tipps sind urheberrechtlich geschützt. Alle Rechte sind vorbehalten. Jeglicher Nachdruck oder jegliche Reproduktion – auch nur auszugsweise – in irgendeiner Form wie Fotokopie oder ähnlichen Verfahren, Einspeicherung, Verarbeitung, Vervielfältigung und Verbreitung mit Hilfe von elektronischen Systemen jeglicher Art (gesamt oder nur auszugsweise) ist ohne ausdrückliche schriftliche Genehmigung des Autors strengstens untersagt. Alle Übersetzungsrechte vorbehalten. Die Inhalte dürfen keinesfalls veröffentlicht werden. Bei Missachtung behält sich der Autor rechtliche Schritte vor.

Impressum

© Madeleine Wilson
2024
1.Auflage

Alle Rechte vorbehalten.
Der Nachdruck ist gänzlich wie auch auszugsweise verboten.

Kein Teil dieses Werkes darf ohne schriftliche Genehmigung des Autors in irgendeiner Form reproduziert, vervielfältigt oder verbreitet werden.

Kontakt:
WriteLounge by Peggy Berndt
c/o Block Services
Stuttgarter Str. 106
D-70736 Fellbach